INSTRUCTIONS

INDIQUANT

LES PREMIERS SOINS A DONNER AUX BLESSÉS

en attendant l'arrivée du Médecin.

LA PARTICIPATION

Société coopérative et fédérative d'Assurances

CONTRE LES ACCIDENTS

Sous le contrôle de l'Etat *(Loi du 9 avril 1898).*

Siége social : 92, rue de Richelieu, Paris.

INSTRUCTIONS

INDIQUANT

les premiers soins à donner aux blessés

EN ATTENDANT L'ARRIVÉE DU MÉDECIN

RELÈVEMENT DES BLESSÉS — TRANSPORT DES BLESSÉS

PLAIES — HÉMORRHAGIE

PERTE DE CONNAISSANCE — RESPIRATION ARTIFICIELLE

LISTE ALPHABÉTIQUE DES PRINCIPALES BLESSURES

INSTRUCTION SUR LE CONTENU DES BOITES DE SECOURS

La multiplicité des blessures qui sont les conséquences du travail est telle, qu'il n'est pas possible de fixer, dans une unique formule, la conduite à tenir d'une façon générale.

Cependant, une des premières choses à faire en cas d'*accident grave*, est d'envoyer de suite chercher **un médecin,** et de procéder, avec *calme* et *intelligence*, à l'administration des premiers soins.

Le temps qui s'écoule entre le moment de l'accident et l'arrivée du médecin est parfois assez long ; *ce temps doit être employé utilement pour organiser les secours* à donner à la victime de l'accident. *Il faut éviter* d'impressionner le blessé par des *cris*, des *gestes*, des *doléances*, qui sont hors de propos et ne peuvent qu'influencer défavorablement l'état moral d'un homme qui a déjà trop de tendances à se démoraliser.

On procède ensuite aux soins particuliers que chaque blessure nécessite ; soins dont l'indication sera donnée à la suite de la description de chacun des types de blessure.

Nous ne saurions trop recommander *de garder son sangfroid* en toute circonstance ; sans cela, il est impossible d'apporter des secours utiles aux blessés.

RELÈVEMENT DES BLESSÉS

Il faut s'occuper d'abord de relever les blessés qui paraissent courir le plus de dangers, ceux qui perdent du sang en abondance ; de ranimer ceux qui ont perdu connaissance et, autant que possible, avec les moyens à sa portée, d'immobiliser les membres qui paraissent fracturés.

Si un ou plusieurs membres sont engagés et pris entre des pièces, sous des éboulements, **il ne faut pas chercher à les retirer en faisant de violents efforts :** ces efforts sont souvent inutiles, et, dans la grande majorité des cas, ils ne peuvent qu'augmenter la gravité de la situation et créer des dangers nouveaux. En procédant avec **patience** et **douceur**, on ménage toutes les chances de salut.

Il faut chercher à écarter avec des coins les pièces qui compriment le blessé ; employer des leviers, des crics et tous les moyens que l'urgence démontrera pratiques ; **il faut** attendre, pour essayer de retirer la victime, que l'espace soit **assez grand** autour du membre engagé pour lui permettre de glisser sans tiraillements et sans efforts.

TRANSPORT DES BLESSÉS

Il y a urgence de transporter les blessés et de les écarter du lieu même où l'accident s'est produit, pour les garantir d'accidents ultérieurs, les préserver du froid, de l'humidité, de la poussière, du grand soleil. Il est indiqué de les porter dans une partie réservée de l'atelier et de les soustraire à la curiosité des autres ouvriers.

On ne devra toucher aux parties blessées que dans des cas bien déterminés qui seront indiqués plus loin.

Pour transporter les personnes atteintes de blessures graves et qui ne peuvent marcher,

Trois cas peuvent se présenter :

Premier cas. — Ou bien la personne blessée n'est pas très lourde et la distance de l'endroit où on désire la transporter n'est pas très considérable; une personne suffit à ce transport. Un homme, *suffisamment fort et vigoureux, glisse un bras sous les jarrets et l'autre sous le dos du blessé, un peu au-dessous des épaules;* le blessé se cramponne de son mieux en passant ses deux bras autour du cou du porteur, qui l'enlève ainsi tout d'une pièce et sans secousse.

Deuxième cas. — Ou bien le blessé a perdu connaissance et ne peut s'aider lui-même, ou est trop lourd pour être porté par une seule personne ;

Deux hommes se réunissent pour le porter, en enlaçant leurs bras sous les jarrets et sous les épaules, de façon à former une sorte de civière.

Troisième cas. — **Manœuvre du brancard.** — Si on a un brancard à sa disposition, le blessé étant soulevé par deux hommes, comme il a été dit plus haut, **les pieds du brancard étant placés derrière la tête du blessé,** *les porteurs reculent et le déposent en le portant parallèlement du pied du brancard vers la tête.* Le blessé est placé avec autant de douceur que possible.

Il est des blessés qu'il faut secourir tout d'abord, sur place, sans songer à les transporter.

CE SONT CEUX QUI PERDENT DU SANG EN ABONDANCE ET CEUX QUI SONT SANS CONNAISSANCE.

Mais, avant de dire ce qu'on doit faire en cas d'*Hémorrhagie* ou de *Syncope*, il nous faut parler **des plaies**; elles doivent être l'objet de recommandations toutes spéciales.

PLAIES

Toute plaie, quelle que soit son étendue, **bien soignée,** doit guérir **vite** et **bien**.

Toute plaie **souillée** peut être suivie de **Suppuration,** d'**Erysipèle**, de **Phlébite** et même de **Gangrène**.

Une plaie peut être souillée :

1° Par la **boue**, la **poussière**, les **corps étrangers;**

2° Par le contact des **vêtements** d'autant plus qu'ils sont moins propres;

3° **Par LES MAINS des personnes qui PANSENT les plaies;**

4° Par les **linges** et les **liquides insuffisamment propres** destinés à laver les plaies;

5° Par des **pièces de pansement,** qui ne seraient pas **ASEPTIQUES.**

Une plaie souillée par la boue, la poussière, les corps étrangers, etc., peut encore guérir sans complication, si, dans des délais très courts elle subit un lavage antiseptique méticuleux. **Un médecin seul** peut donner de pareils soins, pourvu qu'il ait à sa disposition les ressources indispensables.

N. B. — Il faut considérer comme **malpropre** et **rejeter** toute pièce de pansement qui a servi, ou même, qui a été sortie de son enveloppe, depuis un peu de temps.

En conséquence : **On ne doit jamais,** en principe, ni déshabiller les blessés, **ni leur appliquer aucun pansement. En touchant les plaies, même pour les couvrir, on s'expose à provoquer des COMPLICATIONS.**

Cependant, si on peut se procurer des pansements de premier secours, disposés dans des cartouches n°s 1, 2 et 3, suivant l'importance des plaies, on pansera les plaies des parties découvertes : tête, cou, main, avec les objets de pansement contenus dans ces cartouches, évitant d'appliquer directement sur la blessure la partie du pansement touchée par les doigts.

Si on peut avoir de l'eau bouillie, du savon et une brosse, on commencera par *se laver soigneusement les mains et les ongles* qui seront curés très méticuleusement; puis, s'il est possible, *on se trempera les mains dans une solution de sublimé.*

. Cette solution s'obtient en faisant dissoudre dans *un litre* d'eau le contenu d'un petit tube qui se trouve dans chaque cartouche. La cartouche n° 3 contient *deux* de ces tubes pour préparer *deux litres* de solution antiseptique.

Tout doigt, même le plus propre en apparence, **est malpropre** s'il n'a été ainsi lavé, brossé et trempé dans une solution de sublimé **immédiatement avant** de toucher une *plaie* ou une *pièce de pansement.*

Sous aucun prétexte, on ne doit se servir d'éponges, des tampons de coton hydrophile en tiennent lieu.

Ne jamais laver une plaie à moins d'avoir à sa disposition UNE SOLUTION DE SUBLIMÉ.

Pour laver une plaie, *après s'être soigneusement lavé les mains,* comme il a été dit plus haut, on imbibera de solution de sublimé, du coton hydrophile qui servira à nettoyer la blessure.

On ne peut négliger ces précautions indispensables que dans un seul cas :

UNE PERTE DE SANG CONSIDÉRABLE QUI MET LA VIE DU BLESSÉ EN DANGER.

Il faut ARRÊTER LE SANG COUTE QUE COUTE, la plaie sera purifiée quand le danger sera passé.

HÉMORRHAGIE

Que faire en cas **d'Hémorrhagie?** Quand une plaie fournit du sang en petite quantité, qu'il s'écoule en nappe, qu'il est noir, de couleur foncée, même s'il coule assez abondamment, pour l'arrêter, il suffit, le plus souvent, d'appliquer sur la plaie un pansement fait avec la gaze contenue dans la cartouche de pansement, de recouvrir cette gaze de ouate et de maintenir le tout par un pansement serré ; si le sang coule abondamment et que la plaie soit profonde, on coiffe son doigt avec la gaze contenue dans le pansement, on l'enfonce dans la plaie aussi profondément que possible, et le doigt retiré, on bourre le vide qu'il laisse avec la ouate hydrophile réunie en tampons, puis on recouvre le tout de ouate serrée maintenue par une bande. En général, ces pansements suffisent et permettent d'attendre l'arrivée du médecin.

Si le sang est **rouge vermeil** et s'échappe par **jets saccadés,** projeté au loin comme par une pompe minuscule, une artère est ouverte. Si le jet n'est pas très volumineux, une compression de la plaie suffit; si l'écoulement persiste malgré le pansement compressif, on fera, à l'origine du membre atteint, une ligature assez serrée. On peut également employer un tourniquet pour comprimer l'origine du membre.

Un appareil ingénieux et de construction facile consiste en deux bâtonnets de 25 à 30 centimètres de longueur (des règles d'écolier dites carrelets peuvent très bien servir pour cet usage). Ces deux bâtonnets sont réunis par une de leurs extrémités au moyen d'une ficelle, en laissant de 4 à 5 travers de doigt de longueur au lien qui les relie. La racine du membre est saisie entre les deux branches de cet appareil ; un tampon est glissé sous une des branches correspondant au passage de vaisseau, puis les deux extrémités libres sont réunies par une ligature, que l'on serre autant qu'il est nécessaire. Cet appareil a le grand avantage de ne pas comprimer le membre dans tout son pourtour et de n'intercepter que la circulation artérielle.

Un bâton, engagé dans l'anse d'un mouchoir entourant le membre et que l'on tourne de plus en plus jusqu'à ce que l'hémorrhagie s'arrête, est un moyen sommaire qu'il ne faudrait pas négliger le cas échéant.

Une bande ainsi passée, un tourniquet ainsi appliqué, ne peuvent rester longtemps en place sous peine d'accident ; mais il est peu à prévoir que la tolérance soit dépassée avant l'arrivée du médecin. Il importe cependant, si son arrivée tardait à se produire, de relâcher un peu les liens, quitte à les resserrer de nouveau si l'hémorrhagie reprenait de l'importance.

Si la plaie qui saigne est sous les vêtements, on les coupera à son niveau pour découvrir largement la place d'où le sang s'écoule.

PERTE DE CONNAISSANCE — SYNCOPE
COMMOTION — ASPHYXIE

La perte de connaissance est un phénomène fréquent chez les blessés. Ce phénomène est causé chez les uns par la *perte du sang*, chez les autres *par la frayeur* : c'est la **syncope**; chez d'autres par ébranlement des centres nerveux : c'est la *commotiom cérébrale, fractures du crâne, etc.*

1° Si le blessé ne perd pas de sang, s'il n'a pas de blessure par où il a pu en perdre, s'il en a perdu beaucoup et que l'hémorrhagie soit arrêtée, **S'il a LA FACE PALE**, *il faut l'étendre tout de son long*, *la tête basse*, desserrer les vêtements, surtout ceux qui entourent le cou, débarrasser la bouche et les narines de la boue, du sang ou autres corps étrangers qui s'opposeraient à l'entrée de l'air dans la poitrine. On lavera les lèvres, les narines, les tempes avec de l'eau froide, vinaigrée ou alcoolisée légèrement.

Si la respiration ne se rétablit pas, **il faut** combattre l'asphyxie en pratiquant la **respiration artificielle**.

Si la victime de l'accident a des plaies à la tête, **SANS PALEUR**, l'étendre, *la tête plutôt haute*, et s'abstenir d'autres soins, les manœuvres précédentes seraient plus *nuisibles qu'utiles*. Il y a commotion cérébrale, congestion et soupçon de fracture du crâne, surtout si du sang s'écoule par l'oreille.

Asphyxie. — **L'asphyxie est la suppression de la respiration** *et de la* **circulation du sang** par diverses causes : la chaleur, le froid, les gaz méphitiques des fosses d'aisances, des puits mal aérés après emploi d'explosifs, la foudre, les conducteurs électriques à haute tension, le séjour sous l'eau, la strangulation, la pendaison, l'étranglement.

Dans l'asphyxie, il y a **immobilité et insensibilité** plus ou moins complètes, teinte violette du nez, de la bouche et des lèvres. En attendant le médecin, placer l'asphyxié dans un milieu bien aéré et chercher à rétablir la respiration par la série des moyens suivants :

1º **Exciter les narines** en les chatouillant au moyen d'une barbe de plume ;

2º **Frictionner** avec de la laine toute la surface du corps ;

3º Faire des **aspersions d'eau froide** sur le visage.

Et, *si on ne voit pas les mouvements respiratoires promptement revenir*, recourir sans tarder aux deux méthodes suivantes :

1º **Respiration artificielle**, 2º **tractions rythmées de la langue**, d'après le procédé du Dr Laborde.

Respiration artificielle.

On se place derrière la tête de la victime (debout, si elle est sur une table ; à genoux, si elle est étendue sur le sol).

On saisit à pleine main, au-dessous du coude, l'avant-bras droit avec la main droite; l'avant-bras gauche avec la main gauche; les deux membres ainsi saisis sont ramenés de chaque côté de la tête jusqu'à leur faire *toucher les oreilles*; puis, en les repliant, on les *amène lentement sur les côtés de la poitrine, en pressant fortement les coudes contre les côtes.*

On renouvelle ce mouvement de 16 à 20 fois par minute.

On doit entendre l'air entrer et sortir à chaque mouvement correspondant.

Traction rythmée de la langue.

Les **mâchoires** étant suffisamment **écartées**, on saisit la pointe de la langue entre le pouce et l'index en interposant un linge, un mouchoir par exemple, pour éviter les glissements ; on tire fortement la langue hors de la bouche, puis on l'y fait rentrer ; on renouvelle ce mouvement de 15 à 20 fois par minute.

Pour saisir la langue, on emploie avec avantage le moyen suivant :

Faire flamber une grosse aiguille pour la stériliser, faire bouillir un gros fil, du fil à sacs, enfiler l'aiguille, et, le fil en double, traverser, avec cette aiguille, la partie moyenne de la langue. Réunissant les deux extrémités de ce fil, passé au travers de la langue, on se sert de ce moyen pour exercer les tractions rythmées, suivant les indications qui précèdent.

On peut aussi se servir d'une pince spéciale.

Il est souvent utile de combiner la respiration artificielle avec les tractions rythmées de la langue, et alors, il faut **tirer sur la langue**, *en même temps qu'un aide* **élève les bras**, et **laisser rentrer la langue**, pendant le **mouvement contraire**.

Blessures diverses. — Brulures.

Il est absolument important de **respecter l'épiderme** dans les brûlures. Eviter de dévêtir trop brusquement les brulés.

Cependant, lorsque la brûlure est produite par un liquide bouillant, se hâter de débarrasser le blessé de ses vêtements qui, imprégnés de liquide chaud, continuent à brûler le blessé, pendant tout le temps du contact. **Pour cela, COUPER LES VÊTEMENTS est le moyen le plus rapide**.

Envelopper les brûlures de compresses trempées dans une solution d'acide picrique à 3 0/00, recouvrir de ouate et maintenir le pansement avec une bande.

Contusions. — Se contenter d'appliquer des compresses d'eau blanche en attendant la constatation du médecin.

Corps étranger sous les paupières. — Un corps étranger, éclat, poussière, insecte, charbon, vient frapper l'œil sans s'y implanter.

Pour l'extraire, le meilleur procédé est le suivant : pincer entre le pouce et l'index droit la peau de la paupière supérieure, la tirer en avant de manière à détacher la paupière de la surface du globe de l'œil ; aussitôt, avec le bout de l'index gauche, on repousse en haut le rebord de la paupière inférieure, de façon à l'engager sous la paupière supérieure, que l'on abaisse, du même coup, aussi bas que possible, puis on abandonne les paupières à elles-mêmes. Si ce procédé, employé deux ou trois fois de suite, échoue, c'est que **le corps** *étranger est incrusté*, et c'est au **médecin seul** qu'il appartient d'en tenter l'extraction méthodique.

Crachement de sang. — Lorsqu'un blessé crache ou vomit le sang, on lui applique des compresses trempées d'eau froide sur le devant de la poitrine et on lui fait avaler quelques gorgées d'eau froide, en attendant l'arrivée du médecin. On lui applique également des sinapismes aux jambes et aux cuisses, prenant garde de ne pas les laisser à la même place plus de 8 à 10 minutes.

Entorse. — Quand une jointure devient douloureuse, après une violence directe ou un faux mouvement, sans qu'il y ait déformation, envelopper cette articulation avec des compresses d'eau fraîche. Ne pratiquer aucun massage.

FRACTURES

Une fracture existe quand la partie qui en est atteinte est le siège de mouvements insolites ; *s'abstenir de rechercher cette mobilité.* Lorsque la douleur et l'impossibilité de remuer un membre font soupçonner une fracture, il vaut mieux, pour le blessé, croire à tort à une fracture et la soigner en conséquence, que de chercher à constater les signes de cette fracture.

Fracture des membres supérieurs. — Se borner à soutenir le membre blessé au moyen d'une cravate, d'un mouchoir mis en écharpe, dont les extrémités viennent s'attacher derrière le cou. Le blessé ainsi installé peut attendre le secours.

Fractures des membres inférieurs. — Lorsque le blessé doit attendre les secours sur place, l'étendre, la tête et les épaules un peu relevées. Le membre blessé sera ramené le long du membre sain et une bande ou un mouchoir le maintiendra dans cette situation. Un bandage semblable réunit les deux cuisses. Si les manœuvres pour amener cette position sont trop pénibles, se contenter de placer le blessé dans la position qui le soulage le plus et l'y maintenir au moyen de coussins formés par des vêtements roulés, des couvertures ou tout autre objet moelleux que l'on a sous la main.

S'il faut transporter le blessé, il est urgent de l'immobiliser d'une façon plus efficace, et cela en plaçant le long du membre fracturé une pièce rigide fixée au moyen de mouchoirs. Cette attelle devra dépasser la longueur du membre de quelques centimètres en haut et en bas.

S'il y a plaie, la traiter comme il a été dit plus haut.

S'il y a issue de fragments d'os, se bien garder d'y toucher; faire un lavage à la solution de sublimé et entourer la plaie et l'os en saillie de gaze au sublimé.

Fracture des côtes. — On la soupçonne lorsque la respiration et la toux, qui manque rarement, déterminent de vives douleurs, avec sensation de craquements dans les parois de la poitrine.

Les premiers soins consistent à serrer la poitrine avec une ceinture large ou une serviette et à laisser le ventre libre de tout lien. Le va-et-vient de la respiration ne se faisant plus au niveau des côtes, la douleur est de beaucoup diminuée.

LUXATIONS. — Même observation que pour les entorses ; **éviter d'y toucher** avant l'arrivée du médecin ; se borner à des applications d'eau blanche sur les parties douloureuses déformées.

NOYÉS

Les personnes retirées de l'eau présentent deux aspects différents.

Les unes ont l'aspect des asphyxiés, la **face bleuâtre,** les **yeux injectés;** les autres, l'aspect des individus tombés en syncope, **face pâle.** Ces derniers peuvent être plus facilement rappelés à la vie que les premiers. Mais, dans les deux cas, les tentatives pour ranimer les noyés doivent durer longtemps, **des heures.** Que faire ? On doit viser un double but :

1° **Rétablir la respiration ;**

2° **Ramener la chaleur.**

On a vu des noyés ramenés à la vie après une DEMI-HEURE DE SUBMERSION, grâce à la **persévérance** et à l'**intelligence** des soins donnés.

Les soins doivent être donnés pendant **deux heures au moins, sans discontinuité.**

1° Le noyé sorti de l'eau, le débarrasser rapidement de ses vêtements mouillés, l'envelopper dans du linge sec et chaud (couverture de laine);

2° Débarrasser les voies respiratoires de l'eau et de l'écume qui les encombrent ; pour cela, placer le noyé sur le côté, lui ouvrir la bouche, saisir la langue comme il a été dit plus haut à propos des tractions rythmées de la langue. — Essuyer l'intérieur de la bouche avec le doigt indicateur entouré d'un linge ; *tout cela doit être fait très rapidement.* Commencer et combiner les tractions rythmées de la langue avec la respiration artificielle (voir plus haut).

Pendant ce temps-là, des aides frictionnent le noyé et veillent à ce que la température du corps ne s'abaisse pas.

INSTRUCTIONS DE LA PRÉFECTURE DE POLICE

Réchauffement du malade.

« Le malade doit être enveloppé dans une couverture
« ou un peignoir de laine. On remplira d'eau bien chaude
« la bassinoire et on la promènera, par-dessus le peignoir
« de laine, sur la poitrine, sur le bas-ventre, le long de
« l'épine du dos, en s'arrêtant plus longtemps au creux de
« l'estomac et au pli des aisselles ; on l'appliquera égale-
« ment à la plante des pieds.

« On aura soin de se régler sur la température exté-
« rieure. Il faut veiller à ce que le corps du noyé ne
« soit pas exposé à une chaleur supérieure à 35° centi-
« grades.

« Quoique l'eau de la bassinoire puisse être à une
« température plus élevée, cette chaleur, dont l'action ne
« s'exerce qu'au travers d'une couverture ou d'un peignoir
« de laine, ne peut avoir aucun inconvénient.

« A ces moyens on ajoutera, pour développer propre-
« ment la chaleur, des frictions assez fortes, à l'aide de
« frottoirs en laine chaude, sur les côtés de l'épine du dos
« ainsi que sur les membres.

« Ces frictions seront faites avec ménagements à la
« région du cœur, au creux de l'estomac, aux flancs et au
« ventre.

« On brossera doucement, mais longtemps, la plante
« des pieds, ainsi que la paume des mains.

« Si l'on s'aperçoit que le noyé fait des efforts pour
« respirer, **il faut discontinuer, pendant quelque
« temps, TOUTE MANŒUVRE qui pourrait com-
« primer la poitrine** ou le bas-ventre et contrarier leurs
« mouvements.

« Si un noyé, **ayant déjà repris connaissance,**
« paraît éprouver beaucoup de difficulté à respirer, si
« l'on remarque qu'il lui sort de l'écume par la bouche ou
« par le nez, on tâchera de provoquer des vomissements
« en chatouillant le fond de la gorge à l'aide de plumes
« d'oie.

« Il ne faut pas donner de boisson à un noyé avant qu'il
« ait repris ses sens et qu'il puisse facilement avaler.
« Cependant on peut, en vue de le ranimer, lui introduire
« dans la bouche quelques gouttes d'eau de mélisse.

« Quand le noyé est revenu à lui, il faut le coucher
« dans un lit bassiné et l'y laisser reposer le temps
« nécessaire. A défaut de lit, on portera le noyé à l'hôpital,
« en prenant les précautions nécessaires pour le préserver
« du froid.

« Si, pendant le sommeil, la face du malade, de pâle
« qu'elle était, se colore fortement, ou si, après avoir été
« éveillé, le malade retombe aussitôt dans un état de
« somnolence, on lui appliquera des sinapismes en *feuilles*
« ou en *pâte* entre les deux épaules. ainsi qu'à l'intérieur
« des cuisses et aux mollets ; on lui posera en même
« temps six ou huit sangsues derrière chaque oreille. »

**Il est entendu qu'on n'aura recours à ces moyens
qu'en cas d'absence d'un médecin.**

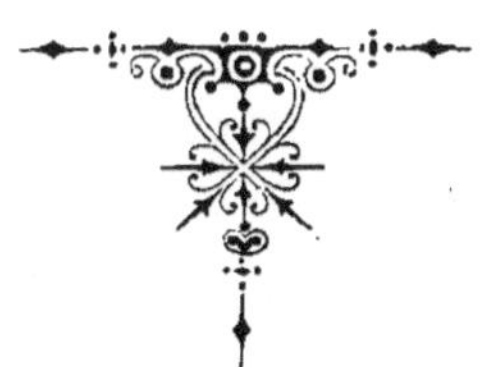